Ueber

die conservative Richtung der neueren Chirurgie.

Fest-Rede

zur Feier des Allerhöchsten Geburtstages

Sr. Majestät des Königs

Friedrich Wilhelm IV

am 15. October 1855

im Auftrage der Universität Greifswald

verfasst

von

Dr. **H. A. Bardeleben**,

ordentlichem Professor der Chirurgie und Director der chirurgischen Universitäts-Klinik.

Zweiter unveränderter Abdruck.

Berlin,

Druck und Verlag von Georg Reimer.

1861.

Ueber

die conservative Richtung
der neueren Chirurgie.

Fest-Rede

zur Feier des Allerhöchsten Geburtstages

Sr. Majestät des Königs

Friedrich Wilhelm IV

am 15. October 1855

im Auftrage der Universität Greifswald

verfasst

von

Dr. **H. A. Bardeleben,**

ordentlichem Professor der Chirurgie und Director der chirurgischen Universitäts-Klinik.

Zweiter unveränderter Abdruck.

Berlin,

Druck und Verlag von Georg Reimer.

1861.

Herrn

Dr. Felix Niemeyer,

ordentlichem Professor der speciellen Pathologie u. Therapie und Director der medicinischen Klinik an der Universität zu Tübingen.

Verehrter College!

Ein alter Bekannter aus der alten Heimath tritt vor Sie, — Niemandem bekannter als Ihnen; denn Sie waren es, der mit dankenswerther Bereitwilligkeit, obwohl noch Neuling an unserer Universität, die Mühe übernahm, zur Feier des Allerhöchsten Geburtsfestes die nachstehende Rede, statt des durch eine plötzliche Erkrankung verhinderten Verfassers, am 15. October 1855, unter mancherlei erschwerenden Verhältnissen, vorzutragen. Ihnen also ist der Inhalt dieser Blätter nicht unbekannt; auf Ihre Nachsicht werde ich nicht vergeblich rechnen, wenn ich es wage sie, auf aber- und abermals wiederholte Aufforderung, zum zweiten Mal dem Druck zu übergeben, denn Sie wissen, dass damit nichts als eben eine Gelegenheitsrede geleistet werden sollte. Aber nicht blos für jene Mühwaltung drängt es mich Ihnen öffentlich meinen Dank auszusprechen. Sie haben die grosse Freundlichkeit gehabt, meinen Namen an die Spitze Ihres ebenso anerkannten als bekannten Lehrbuches zu setzen, und Sie haben mir, bevor das Schicksal Sie „vom Meer zum Fels“ entrückt hatte, manchmal gesagt, mein Name habe Ihrem Buche Glück gebracht. Wäre die Dosis der Arbeit, welche ich hier darbiete, Ihrem Werke gegenüber nicht so gering, dass sie selbst die Anwendung der klassischen Entschuldigung „ut parva magnis“ ganz ausschlösse, so könnte ich sicherlich sagen: „Ihr Mund hat meiner Rede Glück gebracht.“

Nehmen Sie diese *δόσις ὀλίγη τε φίλη τε* also freundlich auf als ein Zeichen des aufrichtigen Dankes und der fortdauernden Verehrung

Greifswald,
den 24. Juni 1861.

Ihres

Bardeleben.

Hochansehnliche Versammlung!

Von den Felsen des schwäbischen Hochlandes, auf denen die Stammburg der Hohenzollern zu den Wolken emporragt, bis zum Strande des nordischen Meeres, — von der westlichen Grenze Deutschlands bis zum fernen Osten, — erhebt heute das preussische Volk sich gemeinsam in dem Gefühl der Verehrung für seinen König. Die Körperschaften des Staates, und vor allen die wissenschaftlichen, haben diesem Gefühle öffentlich Ausdruck zu verleihen; sie wollen zeigen, dass sie sich der Segnungen, die das preussische Volk seinem König und Herrn zu danken hat, bewusst sind, und gerade der Universität, der Pflanzschule der Wissenschaft, muss es vor anderen am Herzen liegen, Preis und Ehre darzubringen dem Herrscher, den die Nachwelt mit Recht den Friedfertigen nennen darf. Denn der Segen des Friedens ist es, dem die Universitäten unseres Vaterlandes, — und die unsrige am meisten, — die Blüthe verdanken, zu der wir sie erhoben sehen.

Während in Nord und Süd der Orient erzittert unter dem dröhnenden Schritt des verwüstenden Kriegsgottes, während Frankreichs und Albions Söhne, in einem nur allzu stark durch Blut und Feuer besiegelten Bündniss, wetteifernd ihr Leben hinopfern, im Kampf mit dem gleich todesmuthigen Gegner; — vermag unsere Jugend der Pflege der Wissenschaften zu leben, in ungestörter Ruhe und unbekümmert um das Getöse der Schlachten. — Aber wie die Wissenschaft überall mit ihren endlichen Resultaten eingreift und eingreifen muss in das lebendigste Leben, belebend und selbst wieder Nahrung gewinnend zugleich; so steht sie auch den grossen Tagesfragen, die jetzt alle Gemüther berühren, viel näher, als es bei oberflächlicher Betrachtung den Anschein hat. Und gerade der Zweig an dem grossen Baume der *Universitas literarum*, dem für den heutigen Tag die Ehre zu Theil geworden ist, als Vertreter des Ganzen vor Ihnen zu erscheinen, — die Heilkunde, steht mit den unmittelbaren Resultaten der Werke des Krieges in so innigem Wechselverhältniss, dass für sie fast zweifelhaft werden könnte, ob *Mavors inimicus musis*. —

Getränkt von Blut, bedeckt mit Sterbenden, Verstümmelten liegt das Schlachtfeld; sie rufen klagend nach einem Helfer, einem Freunde in der Noth; — da beginnt der Wundarzt sein Werk, nicht mit dem Glanz und dem Lärm der vor ihm und um ihn tobenden Schlacht, sondern still, ruhig, kalten Blutes, bedacht wieder gut zu machen was zerstört ist, Menschen zu erhalten mitten in dem absichtlichen Morden. Die Fragen, die der Arzt sich in dieser schwierigen Lage zu beantworten hat, sie sind von der Wissenschaft gestellt, die Grundsätze, aus denen er seine Antwort im einzelnen Falle abzuleiten hat, sind das Ergebniss früherer Erfahrungen, die unter ähnlichen Verhältnissen erworben wurden; er selbst liefert auf jedem Schritt seines Handelns der Wissenschaft neues Material.

Auf diesen blutigen Schauplatz ärztlicher Wirksamkeit lassen Sie uns die Blicke lenken, um in kurzen Zügen darzuthun, wie die neuere Chirurgie vorzugsweise das

Princip der Erhaltung verfolgt, — um die conservative Richtung in dem Verfahren der Feldärzte unserer Tage nachzuweisen.

Was soll darunter verstanden werden, wenn man von der erhaltenden Methode, von der conservativen Richtung der neueren Chirurgie spricht? Ist doch Erhaltung des Lebens im möglichst vollkommenen Zustande der Zweck aller Heilkunde. Ja, im möglichst vollkommenen Zustande! Da liegt der Wendepunkt. Der kräftige Mann, dem die sausende Kugel mit kaum empfundenem Schlage den Arm fortriss, er kann durch keine Kunst wieder hergestellt werden, wie er vorher war; hier ist nur des Lebens Erhaltung Aufgabe des Arztes. Aber die Kugel hat in einem andern Falle das Bein nur durchbohrt; es ist noch da, noch in Verbindung mit dem übrigen Körper, der Verletzte empfindet es als einen Theil seiner selbst, und doch trägt das verletzte Glied in sich den Keim seines Zerfalls und Todesgefahr für den ganzen Körper. Da tritt dem Arzte die Frage entgegen, ob neben der Erhaltung des Lebens auch die Erhaltung des verletzten Gliedes möglich sei, oder, ob dieses für jenes zu opfern. Mit schnellem Schnitt wird die Trennung vollbracht, wenn die grosse Frage einmal entschieden ist; aber die Entscheidung ist oft, sehr oft schwierig. Da gehen denn die Wege auseinander für die erhaltende Methode auf der einen Seite, für die verstümmelnde auf der anderen.

Es bebt der fühlende Mensch bei dem Gedanken, dass um den Preis einer blutigen Verstümmelung das Leben erkauft werden soll; es ist eine menschliche und fast instinctive Regung, die den Unbefangenen sich fast immer gegen die Amputation erklären lässt; dieser Widerwille gegen die absichtliche, wenn auch noch so kunstgerechte Trennung eines integrirenden Theils von dem übrigen Körper fehlt auch dem Arzte nicht. Es dürfte kaum ein Operateur existiren, der gern amputirt; es ist eine ihm von der Noth abgedrungene Operation, die dem Handelnden wie dem Leidenden nie die reine Freude einer wahren und vollständigen Hülfe gewähren kann. Und rollen wir nun vor uns auf die grossen statistischen Tabellen, in denen emsige und gelehrte Forscher, so weit es möglich ist, vollständig viele Tausende von Amputationen nach ihren Resultaten zusammengestellt haben; so schrecken wir aufs Neue zurück vor dem Schluss-Ergebniss: von Hundert Amputirten genesen durchschnittlich nur Sechsundsechszig. Es ist also nicht einmal ein sicherer Erfolg, der dem Verletzten um den Preis der Verstümmelung geboten werden kann, sondern nur eine Wahrscheinlichkeit in dem Verhältniss von Zwei zu Eins.

Und dennoch fahren wir fort zu amputiren und werden fortfahren müssen, so lange Verletzungen vorkommen, die ohne Trennung des getroffenen Theils von dem übrigen Körper, nach unsrer wissenschaftlichen Ueberzeugung, zum Tode führen müssen. Wie traurig die Resultate sind, wenn man unter solchen Verhältnissen mit der Amputation zögert, etwa den Beginn der Gefahr drohenden Krankheits-Erscheinungen erst abwarten will um dann zum Messer zu greifen, — darüber sind heut zu Tage wohl alle Stimmen einig. Aber unsere wissenschaftliche Ueberzeugung wird, wie überhaupt, so auch in dieser Hinsicht, weder unter allen Verhältnissen, noch zu allen Zeiten dieselbe sein können. Ein Glied, welches trotz furchtbarer Verletzung, in einem gut eingerichteten Hospitale erhalten werden könnte, wird der Amputation verfallen müssen, wenn die Verletzung auf dem Schlachtfelde stattfindet, wo dem Einzelnen der Grad von Sorgfalt, durch den allein die Erhaltung möglich wäre, nicht gewidmet werden kann. Dieselbe Zerschmetterung, die noch vor zehn Jahren, nach aller erfahrenen Aerzte Ueberzeugung, zur Amputation des Arms unbedingt aufforderte, sie wird, nach dem heutigen Standpunkte der Wissenschaft, zu einem solchen verstümmelnden Eingriffe nicht mehr veranlassen können. So leuchtet denn ein, dass eine Beschränkung der verstümmelnden Operationen, eine Erweiterung also des Wirkungskreises der erhaltenden Methode, stets einen Fortschritt, theils in der Einrichtung unserer Krankenpflege, namentlich im Felde, theils in der chirurgischen Wissenschaft überhaupt bezeichnen wird; — freilich nur wenn jene Beschränkung eine vernünftig und wissenschaftlich begründete ist, nicht etwa herbeigeführt durch individuelle oder aus der Mangelhaftigkeit der Erkenntniss hervorgegangene Zaghaftigkeit. Denn wollten wir diese Bedingung nicht hinzufügen, so müssten wir die Wundärzte des Alterthums als uns höchst überlegen anerkennen auf diesem schwierigen Gebiete. Für sie lag eine Aufforderung zur Amputation nicht in der vorauszusehenden Gefahr für das Leben des Verletzten, sondern einzig und allein in dem bereits eingetretenen örtlichen Tode des zu entfernenden Gliedes, dem sogenannten Brande. So verfiel denn die grosse Mehrzahl derer, welche heut zu Tage durch die Amputation noch Aussicht auf Lebensrettung gehabt hätten, einem sicheren Tode und die Zahl der durch die Amputation Geretteten musste eine noch viel geringere sein. Denn mit gutem Grunde wurden die Amputationen damals doppelt gescheut. Die Aerzte des Alterthums waren nicht Herren der Blutung. Die Unterbindung der blutenden Adern, von Einzelnen gekannt und geübt, war ganz in Vergessenheit gerathen und weder glühende Messer, noch siedendes Pech vermochten jenen unheimlichen, hellrothen, zischenden Strahl zu bannen, mit dem das flüssige Leben aus der durchschnittenen Pulsader entflieht und bei dessen Anblick der junge Arzt wohl auch heut zu Tage noch gar lebhaft an Mephisto's Worte erinnert wird: „Blut ist ein ganz besondrer Saft." — Mit Recht hat die medicinische Facultät zu Paris an der grossen Wand ihres tausendsitzigen Amphitheaters den Ambroise Paré bildlich darstellen lassen, wie er, das Glüheisen zurückweisend, vor den erstaunten Blicken seiner Gehülfen die blutende Ader mit einem einfachen Faden umschnürt und so die sicher wirkende Unterbindung, sie zum zweiten Male erfindend, an die Stelle der unsicheren und grausamen Blutstillungsmittel der früheren Aerzte setzt. Von Paré an konnte erst von einer zweckmässigen Ausführung der Amputation die Rede sein. Das gewaltige Mittel wurde schnell Gemeingut, — und wir können es nicht leugnen ein allzuverbreitetes. Mit wahrem Feuereifer sehen wir namentlich in der ersten Hälfte des verflossenen Jahrhunderts das grosse Messer führen und seine Thätigkeit auf Gliedmaassen ausdehnen, die bei ruhiger Behandlung wohl hätten erhalten werden können. Da trat zum ersten Mal mit wissenschaftlichen Gründen für die erhaltende Methode ein Vorkämpfer auf, von einer Seite, wo im Uebrigen schnelles und energisches Handeln, Thatkraft und Kühnheit in allen Stücken zu Hause waren, — aus dem Feldlager Friedrich's des Grossen. Der Oberfeldwundarzt unseres grossen Königs, Bilguer, hat in allen den blutigen Schlachten, die sein Herr geschlagen, auch nicht eine Amputation verrichtet; ja er war so sehr durchdrungen von ihrer Ueberflüssigkeit oder gar ihrer absoluten Schädlichkeit, dass er den königlichen Helden zu einer ausdrücklichen Ordre veranlasst haben soll, wonach „den königlich preussischen Feldscheeren die strikte Anweisung ertheilt wird, niemals eher zu amputiren, als bis schon der Brand eingetreten.“ Da haben wir also den Anfang der conservativen Chirurgie in unserem eigenen Vaterlande. Der ehrliche Bilguer hat manches Loblied geerndtet und manchen harten Tadel. Gehen doch Manche noch heute so weit, ihn für einen feigen Chirurgen zu erklären, — mit Unrecht; denn es gehörte bei der damals schon erreichten Ausbildung der operativen Technik fast mehr Muth dazu die Erhaltung eines Gliedes zu versuchen, als es einfach abzuschneiden. Aber festen Fuss fassen konnte diese extremste, man könnte sagen, antike Stellung der conservativen Chirurgie allerdings nicht, am wenigsten unter den damaligen Verhältnissen, wo die Mehrzahl der grossen Hülfsmittel, welche uns jetzt für die Durchführung der erhaltenden Methode zu Gebote stehen, kaum geahnt wurde. So sehen wir denn auch bald unter den Fahnen der französischen Republik und unter den Napoleonischen Adlern die Amputationen nicht blos in ihre alten Rechte eingesetzt, sondern sogar vorzugsweise cultivirt. Des grossen Kaisers berühmter oberster Wundarzt, nach Napoleon's eigenem Ausspruch „der tugendhafteste Mann, den er je gekannt,“ sein treuer Gefährte im Sande der Pyramiden wie im moskowitischen Schnee, der geniale Larrey konnte sich rühmen, hinter der Schlachtlinie mehr Blut vergossen zu haben, als sein Herrscher im Kampfe selbst. Sein Muth und seine Energie setzten es durch, dass nicht erst nach meilenweitem Transport des Unglücklichen, sondern sofort, im fliegenden Lazareth, in unmittelbarer Nähe des Kampfplatzes die erforderlichen Operationen ausgeführt wurden. Man kann die Zeit Larrey's als die Blüthezeit der Amputationen betrachten. Die ungeheuren Erfahrungen, die damals von den Chirurgen aller gebildeten Nationen gemacht wurden, brachten die technische Seite der Operation zu einer hohen Vollendung und liessen die Bedingungen, unter denen ihr mit den damaligen Hülfsmitteln nicht auszuweichen war, mit voller Schärfe erkennen. — Man glaubte von vielen Seiten in der That, zum Abschluss gekommen zu sein.

Aber die niemals ruhende Wissenschaft schritt über diesen vermeintlichen Abschluss schnell hinweg. Wir können es mit Freude aussprechen, dass gerade das letzte Jahrzehnt und gerade die deutsche Chirurgie den Triumph gefeiert haben, der erhaltenden Methode neues und sicheres Feld zu gewinnen. Mag auch von den geträumten Errungenschaften, die das Jahr Achtundvierzig am politischen Horizont aufsteigen liess, kaum eine in Erfüllung gegangen sein, die Chirurgie hat in den Stürmen jener Zeit wirklich eine Errungenschaft gemacht, von welcher reiche Früchte bereits geerndtet und reichere noch zu erwarten sind. Ich darf hoffen Ihnen ein klares Bild von diesem grossen Fortschritte zu entwerfen, wenn Sie noch auf einen Augenblick in das fliegende Lazareth mit mir zurückkehren wollen.

Eine Flintenkugel hat die Schulter durchbohrt, das obere Ende des Armknochens ist zermalmt, zerschmettert, im Uebrigen keine Verletzung an dem ganzen Arme. Was that hier Larrey? Er löste den Arm im Schultergelenk ab, er amputirte, — der Arm war verloren. Was lehrt uns heut zu Tage die Wissenschaft? Wir operiren auch, aber wir amputiren nicht. Wir öffnen das verletzte Gelenk, entblössen den zerschmetterten Knochen und sägen das dem Tode verfallene Stück an der Grenze des Gesunden ab. Das nennt man Resection. Der Arm wird dadurch verkürzt, aber er wird erhalten, er wird in vielen Fällen steif oder schwerbeweglich, aber er bleibt doch ein Arm, brauchbar zu vielen Verrichtungen, oft zu allen, selbst den Säbel zu führen; wenigstens liegen bereits Beispiele vor, dass Männer mit resecirtem Arm weiter gedient haben, ohne dass die erlittene Operation eine für Laien merkliche Spur hinterlassen hätte. Ja von einem der Operirten ist sogar constatirt, dass er mit seinem resecirten Arme wieder dreschen konnte. — Häufiger noch als die Schulter wird der Ellenbogen durch Geschosse zerschmettert; auch hier kannte die Heilkunde der früheren Decennien kein anderes Rettungsmittel, als die Amputation; ohne sie ging der Verletzte einem sicheren Tode entgegen. Nicht so, nach unserer jetzigen Erkenntniss: auch hier hat die verstümmelnde Methode der conservativen Resection weichen müssen und dem Verwundeten wird dadurch in der Regel nicht blos ein Arm, sondern ein zu allen gewöhnlichen Verrichtungen brauchbarer Arm erhalten.

Aber schon höre ich den Einwurf: „muss nicht diese Aussicht auf Erhaltung des verletzten Gliedes von dem Resecirten um den Preis einer grösseren Lebensgefahr erkauft werden?“ „ist die Resection mit ihren mehrfachen und complicirteren Schnitten nicht bei weitem gefährlicher als die Amputation?" — O nein; die kalte Statistik lehrt gerade das Gegentheil; während die Abnahme des ganzen Arms eine Mortalität von Vierzig unter Hundert bedingt, beträgt dieselbe nach der Resection des Oberarms nur Fünfunddreissig; von den im Ellenbogen resecirten aber starben sogar nur Funfzehn von Hundert, während die früher in solchen Fällen ausgeführte Amputation Zweiunddreissig von Hundert dem Grabe zuführte.

So ist denn fortan unleugbar: die Resection der durch Geschosse verletzten Gelenk-Enden der Knochen gewährt nicht blos den Vortheil der Erhaltung des Gliedes, sondern auch grössere Hoffnung auf Erhaltung des Lebens. Hier liegt also ein gewaltiger Fortschritt vor, auf der Bahn der erhaltenden Chirurgie, errungen durch ein neues Mittel, das dem Alterthum unbekannt war und welches selbst Larrey's Genie nicht zu handhaben verstand. — Weit entfernt, die Verdienste Derer zu schmälern, welche diese Operation ersannen und zu anderen Zwecken in die operative Medicin einführten, werden wir unsere dankbare Verehrung doch hier vor Allem dem Manne nicht versagen können, der sie zur Erhaltung der auf dem Schlachtfelde zerschmetterten Glieder anwandte und der dadurch allein schon der Welt zeigte, mit welchem Recht er Dieffenbach's Nachfolger sein würde.

Wie hoch wir aber auch die Vorzüge der Resectionen anschlagen mögen, wir müssen doch zugestehen, dass ihre vortreffliche segensreiche Wirksamkeit sich nur auf die oberen Gliedmaassen und an diesen wiederum nur auf die Gelenk-Enden der Knochen erstreckt. Da bliebe also der verstümmelnden Behandlungsweise noch ein weites Feld, bei den zahlreichen schweren Verletzungen, welche nicht gerade die Enden der Knochen, und vorzugsweise bei denen, welche die unteren Gliedmaassen treffen. Aber auch hier haben neue Mittel der erhaltenden Methode freiere Bahn gebrochen.

Es ist eine zu allen Zeiten gemachte Beobachtung, dass gar viele der auf dem Schlachtfelde erhaltenen Wunden erst dadurch übel und gefährlich werden, dass beim Transport Zerrungen, Verschiebungen, Quetschungen hinzukommen; da werden Knochenspitzen und Splitter in die Nachbartheile eingebohrt, Adern verletzt, Entzündungen veranlasst, die zum Brande des ganzen Gliedes führen; während die ursprüngliche Verletzung nicht viel gefährlicher war, als ein gewöhnlicher Knochenbruch. In der Mangelhaftigkeit des Transports und der ersten Hülfeleistung überhaupt liegt also die Quelle grosser Uebel. — Wie aber ihnen abhelfen? woher da die Hände nehmen für das Werk der Erhaltung, wo alle für die Zerstörung aufgeboten werden? woher zweckmässige Transportmittel für die Verwundeten, wo die besten doch nur für Pulver und Blei bestimmt sind? Hier konnte die Wissenschaft zum grossen Theil nur Anforderungen stellen; die Befriedigung musste von den Herrschern und Heerführern erwartet werden. Dass sie spät und in mancher Beziehung gar nicht gewährt wurde, lag in der Ungunst der Verhältnisse selbst. Wenn es nun aber einmal unmöglich ist, den Anforderungen, die von wissenschaftlicher Seite an gute Transportmittel für Schwerverletzte zu stellen sind, Genüge zu leisten im Getümmel des Krieges, — könnten wir unsere Verwundeten denn nicht schnell und sicher in der Art verpacken, dass weder der holprige Weg noch der unbequeme Wagen ihren Schäden einen wesentlichen Nachtheil hinzuzufügen vermöchte? Gewiss in dieser Richtung sind bereits Fortschritte gemacht und fernere noch anzubahnen.

Fast unbegreiflicher Weise wendete man früher dieselben Verbände an, die bei ähnlichen Verletzungen unter den Verhältnissen eines gut eingerichteten Krankenhauses allerdings vollkommen ausgereicht hätten. Aber mit diesem Verbande sollte ja der Unglückliche nicht in's Bett gelegt, sondern auf den Wagen geladen und meilenweit, vielleicht auf ungebahnten Wegen fortgefahren werden. Vor Allem hat man daher zu massiveren Verbänden, zu langen dicken Holzschienen und grossen Polstern seine Zuflucht genommen. Aber selbst dem Unerfahrensten auf diesem Gebiete muss einleuchten, dass eine Armee an allen solchen Apparaten verhältnissmässig nur wenig in ihrer nächsten Nähe haben kann. Man musste eine Substanz finden, die in geringer Menge angewandt, schon einen hinreichend festen Panzer darzustellen vermochte. Ein solcher Panzer, ein solches äusseres Skelet, zum provisorischen Ersatz des inneren, welches zerbrochen ist, war seit langer Zeit das Ideal, nach welchem die Mehrzahl der Beinbruchsverbände strebte. Der erste grosse Fortschritt war die Befestigung der einzelnen Verbandstücke unter einander zu einem festen Ganzen, durch die allmälig trocken und starr werdenden Klebmittel, deren Repräsentant der gewöhnliche Kleister ist. Aber so gross auch die Vortheile dieses, von dem belgischen Chirurgen Seutin angegebenen Verfahrens sind, — für den Zweck, welchen wir hier im Auge haben, ist es unzureichend; ein solcher Verband bedarf, um starr und haltbar zu werden, ebenso vieler Stunden, als auf dem Verbandplatze

Minuten disponibel sind. Dem Desiderate, welches wir stellen, würde die in neuerer Zeit von allen Seiten mit einem wahren Enthusiasmus begrüsste Gutta Percha wohl entsprechen, wäre ihre Anwendung nur leichter, ihr Preis niedriger. Die Eigenschaft dieses wunderbaren Harzes in siedendem Wasser sofort weich und knetbar zu werden, so dass es sich jeder Form anschmiegt, macht es zu einem vortrefflichen Verbandmaterial. Aber woher soll es dem fliegenden Lazareth in solcher Menge zugehen, wie es doch verbraucht werden müsste? Woher dort die erforderlichen Mengen siedenden Wassers, wo an Wasser überhaupt oft Mangel ist? — Es bestätigt sich auch hier wieder einmal des Dichters Wort: „Sieh' das Gute liegt so nah!" Nicht die transatlantische Gutta Percha erfüllt, was wir hier wünschen, wohl aber der allbekannte gewöhnliche Gips. Denken Sie sich ein zerbrochenes Bein, nachdem es in die gehörige Richtung gebracht ist, mit gewöhnlichen Binden in mehrfachen Lagen umwickelt und zwischen je zwei dieser Lagen eine dicke Schicht aufgelösten Gipses eingeschaltet, der in wenigen Minuten, zu einem festen Mörtel erstarrend, den ganzen Verband zu einem Stück, zu einer das Glied überall genau umschliessenden Kapsel vereinigt, — so haben Sie ein Bild von diesem neuen und doch bereits durch die ganze Welt verbreiteten Verfahren, dessen Erfindung wir dem holländischen Wundarzte Matthysen zu danken haben. Es leuchtet von selbst ein, welche Vortheile ein solcher Verband gewähren muss, überall wo es sich darum handelt, abnorm beweglich gewordene Theile des Körpers sofort wieder in einer bestimmten Stellung und Richtung zu befestigen. So sind denn auch unsere Zeitschriften wahrhaft überflutet von Berichten über die guten Dienste, die der neue Gipsverband bei den verschiedensten Knochenbrüchen gethan hat. Bisher aber ist uns keine Kunde zugegangen, dass in den grossen Schlachten dieses Jahres zu dem Zweck, für welchen er uns so eben als das entsprechendste Mittel erschien, von diesem Verbande Anwendung gemacht wäre. Doch da fehlt ja noch manche andere wichtige Nachricht aus den Schrecknissen dieser Tage und wir dürfen wohl voraussetzen, dass der viel erfahrene Pirogoff, der durch wissenschaftliche wie durch praktische Tüchtigkeit unter den ersten Wundärzten unserer Zeit einen ehrenvollen Platz einnimmt, seinen verwundeten Russen diese Wohlthat nicht wird vorenthalten haben. Mag darüber gestritten werden, ob die Behandlung eines zerschossenen Gliedes mit Hülfe des Gipsverbandes ausgeführt werden soll, oder nicht; — darüber sind alle einig, dass für den Transport zu dem dauernden Aufenthaltsorte des Verwundeten derjenige Verband der beste ist, der jede Bewegung der verletzten Theile unmöglich macht, — und das leistet der Matthysen'sche Verband in grösster Vollständigkeit. Zu seiner Anlegung bedarf man nicht einmal Schienen; — erforderlich sind nur gewöhnliche Binden und ein hinreichender Vorrath an Gips und Wasser, deren Transport verhältnissmässig geringe Schwierigkeiten veranlasst. So sehen wir also unseren Verwundeten den Verbandplatz verlassen mit einem Schutz gegen die Unbilden des weiteren Transports, wie er früher, auch von den geschicktesten Aerzten, gar nicht oder doch nur ganz ausnahmsweise gewährt werden konnte.

Aber von dem Orte, wo der spähende Husar an der Spitze der vorrückenden Colonne vom feindlichen Blei getroffen wurde, von da bis zum nächsten Verbandplatz, — ist ein weiter Weg. Wie soll, wie kann da für den Verwundeten gesorgt werden? — Die ärztliche Hülfe kann sich in der Vorpostenlinie nur auf ganz leichte Verletzungen einer Seits und auf die dringendste Lebensgefahr anderer Seits beziehen. Die grosse Mehrzahl der Verwundeten muss zurück, zurück zum Verbandplatz. Das für den Soldaten immer widerwärtige „Zurück" hat unter diesen Verhältnissen eine doppelt ominöse Bedeutung. Glücklich noch, wem die Kugel den Gebrauch seiner eigenen Füsse gelassen hat! Wer nicht gehen kann, — der wird freilich wohl getragen, wenn es geht; — oft brausen über ihn fort die Rosse der befreundeten Kameraden. — Doch nicht ein herzzerreissendes Bild dieser Leiden soll hier vor Ihnen aufgerollt werden; es handelt sich für uns nur um die wichtige Frage: „welche Verbesserungen hat der Transport der Verletzten, auf dem Schlachtfelde selbst, in neuerer Zeit erfahren?" Denn dass eine grössere Sicherstellung dieser ersten Hülfeleistungen für die Verhütung nachträglicher Verletzungen, und somit zum Vortheil der erhaltenden Methode, von hoher Bedeutung sein müsse, dafür wird ein weiterer Beweis nicht gefordert werden. — Zu jeder Zeit und in jeder Armee haben sich gute Freunde gefunden, die den verwundeten Kameraden zurücktrugen aus dem Feuer zum Verbandplatz. Dadurch wurde nothwendig die Ordnung der Schlachtlinie gestört und die Reihe der Kämpfenden fast mehr durch das Zurückgehen der Tragenden, als durch den Ausfall der Verwundeten gelichtet, — zumal behauptet wird, dass in einzelnen Fällen sich überflüssig viele Freunde um einen Verletzten bemüht haben. So hatten denn die Heerführer gegen dies

Verfahren beim Transport nicht mit Unrecht schon längst Einspruch erhoben. Aber auch die Aerzte hatten keine Veranlassung damit zufrieden zu sein. Im günstigsten Falle waren die tragenden Kameraden wirklich mitleidige Freunde, die, so gut sie es verstanden, diese ungewohnte Arbeit verrichteten, gehindert durch ihr Gepäck, ihre Waffen, jedes zweckmässigen Transportmittels entbehrend. Nicht selten aber geschah es, dass sie, mehr dem instinctiven Triebe der Selbsterhaltung gehorchend, als aus Sorge für den Verwundeten, nur allzu sehr eilten, die fatale Region der pfeifenden Kugeln zu verlassen und somit, den wesentlichen Zweck ihrer Bemühungen verfehlend, den Zustand des Verletzten geradezu verschlimmerten.

So lag es denn im Interesse aller Theile, für das Aufheben und Zurücktragen der verwundeten Krieger besondere Mannschaften zu bestimmen, die, ausgewählt unter den Muthigsten und Kräftigsten, vorher geübt in dieser Art des Dienstes, ausgerüstet mit den erforderlichen Geräthschaften, weder einer andern Thätigkeit vorübergehend entzogen, noch selbst durch andere Rücksichten von ihrer wichtigen Aufgabe abgelenkt würden. Der weisen Fürsorge ihres milden Herren, des gütigen Königs, den wir heute feiern, verdankt die preussische Armee — und das ist ja zum Glück für unser Vaterland, das preussische Volk — die grosse Wohlthat der Einführung besonderer Krankenträger-Compagnien, die unter dem Commando erfahrener Officiere, geleitet von den ihnen zugetheilten Aerzten, der erhaltenden Chirurgie ganz anders den Weg eröffnen können, als die theoretische Verdammung der Amputation durch Bilguer's Machtwort. Gerade der Vergleich zwischen der Krankenpflege in der Armee Friedrichs des Grossen und den Hülfsmitteln, mit denen unser jetziges Heer zu diesem Zweck ausgestattet ist, lässt die Fürsorge, mit welcher unser königlicher Herr für die Erhaltung des Lebens und die Wohlfahrt jedes Einzelnen seiner Unterthanen, auch unter den schwierigsten Verhältnissen, Bedacht genommen hat, im glänzendsten Lichte erscheinen. Unter den Uebelständen, welche den Verletzungen in der Schlacht den traurigen Vorrang auf der Scala der Lebensgefahr vor gleichen Verwundungen in den Verhältnissen des friedlichen Lebens verschaffen, ist eine der wesentlichsten, jetzt möglichst nahe der Wurzel gefasst. Wir können mit Grund behaupten, dass in eben dem Grade, als die vernichtende Kraft der preussischen Waffen durch die Einführung des in ungeahnter Ferne noch sicher treffenden Zündnadelgewehrs gesteigert worden ist, sich andrer Seits die Gefahr der Mehrzahl aller zu erwartenden Verletzungen durch die Gründung und Einübung der Sanitäts-Compagnien vermindern muss.

Möge die Zeit fern sein, wo das neue Institut und mit ihm zugleich die grosse, zumeist freilich von theoretischen Gründen getragene Hoffnung, die wir darauf bauen, die Feuerprobe im Gewühle des Kampfes zu bestehen haben werden! Das ist der Wunsch, in dem der friedliebende Bürger sich mit den Pflegern der Wissenschaft vereint am Throne des Fürsten. Das ist der Wunsch unseres Königs, um den das preussische Volk heute wie immerdar sich schaart in unverbrüchlicher Treue.

Gott erhalte den König!

FSC
www.fsc.org
MIX
Papier | Fördert
gute Waldnutzung
FSC® C083411

Zeitfracht Medien GmbH
Ferdinand-Jühlke-Straße 7
99095 Erfurt, Deutschland
produktsicherheit@kolibri360.de